Listo Para Deste

o El regreso de los Pendientes Rojos que Cuelgan

Ready to Wean

or The Return of the Dangling Red Earrings

Elyse April

Ilustraciones por Diane Iverson

Prólogo por Deborah Auletta, RN, IBCLC

Hohm Press
Chino Valley, Arizona

"Al personal de prensa de la Hohm Press / Kalindi por todo el apoyo y la amistad."

Ilustración de la portada: Diane Iverson
Diseño de la portada, Diseño de Interiores y Diseño: ZDP Digital Media, Chino Valley, Arizona

ISBN: 978-1-935387-60-2

Hohm Press
P.O. Box 4410
Chino Valley, AZ
86323

800-381-2700
www.hohmpress.com

Impreso en China

PRÓLOGO

PRÓLOGO La Academia Americana de Pediatría indica que las mujeres deben amamantar a sus bebés durante un año, y a continuación, hasta que sea mutuamente conveniente para ambas partes. La Organización Mundial de la Salud (OMS) indica que las mujeres deben amamantar a sus hijos durante dos años o más. Sin embargo, en última instancia, la elección del momento para destetar a un hijo es muy personal. En el precioso libro nuevo *Listo Para el Destete*, de Elyse April y Hohm Press, se dejan a las las mujeres sentirse apoyadas y capacitadas en su finalización de la lactancia materna y a través de la transición en todas las constantes y las nuevas formas que las madres e hijos se aman mutuamente. La única pregunta que me queda es ¿por qué nadie ha escrito este libro antes?

—Deborah Auletta, RN, IBCLC co-autora de
la Lactancia Materna: El Don Inestimable a Su Bebé y a Si Misma

FOREWORD

The American Academy of Pediatrics states that women should breastfeed their babies for one year and then until mutually desirable for both parties. The World Health Organization (WHO) says women should breastfeed their babies for two years or longer. Ultimately, however, the choice of when to wean one's child is a very personal one. *Ready to Wean*, the lovely new book from Elyse April and Hohm Press, will leave women feeling supported and empowered in their completion of breastfeeding and through the transition into all the continuing and new ways that mothers and children love one another. The only question remaining for me is why has no one written this book sooner?

—Deborah Auletta, RN, IBCLC, co-author of
Breastfeeding: Your Priceless Gift to Your Baby and Yourself

NOTA A LOS PADRES

COMO PARAR EL AMAMANTAR FACILMENTE Y SUAVEMENTE.

La transición de la lactancia hasta el destete marca un momento especial en el desarrollo de un bebé o un niño. Puede ser un tiempo lleno de tensión, pesar y confusión, o una celebración alegre de crecimiento - un movimiento para convertirse en un ser humano completo y vibrante.

Este libro es para usted y su hijo, para que puedan comunicarse su profundo amor y respeto el uno por el otro. Creo que nunca es demasiado pronto para hablarle a su bebé con ternura y dignidad, y de explicarle que el amamantar juntos es un momento querido y especial. Sin embargo, cuando la madre ya no elige esta tarea mutua, o por causa de su salud u otras razones no pueda continuar, entonces es mejor que los padres y el niño inicien el destete. Aquí les damos algunas sugerencias para que éste sea un proceso fácil y suave.

1. PREPARE A SU HIJO. Una vez que usted está pensando seriamente en el destete, empiece a hablarle a su pequeñito. Haga esto al mismo tiempo que lo amamanta y lo acaricia.. Háblele del día venidero cuando se sentirán juntos, cuando aun se abrazarán y se reirán, y se acariciarán, pero de un nuevo modo, sin amamantar. Hágale saber que habrán más posibilidades para que , se incluyan en su círculo amoroso a los otros - hermanos, hermanas, papá, amigos.

Aunque su hijo aún no pueda hablarle, sin embargo, él o ella comprenderá el significado más profundo de lo que usted le está diciendo. Recuerde que usted le está hablando al "ser" de su hijo - a su alma o a su sabiduría natural, - que le dé o no le dé alguna respuesta clara. Al hablarle acerca de un futuro cambio esto le permite a su "ser" estar mejor preparado. Su hijo escuchará y sabrá lo que quiere, y que usted considera en serio este enlace de amamantar, y que siempre estará allí para él a pesar de que ya no lo amamante..

Empecé a hablarle a mi hijo un año antes de que nos paramos de amamantar. Le dije que durante este próximo período de tiempo - hasta los tres años - nos sentiríamos juntos y disfrutaríamos de nuestro tiempo amamantando. Gentilmente le expliqué que cuando cumpliera los tres años exploraríamos otras maneras de sentirnos juntos. Le pregunté cuál era su merienda favorita, y se la di en ese día tan especial. Nuestra transición fue fácil. Le dio un pequeño bocado a la merienda y terminó. ¡Eso fue todo!

2. NO HAY NECESIDAD DE POR QUÉ. No creo que sea necesario explicarle el "por qué" a su hijo. Cargarle a un niño con las propias limitaciones, deseos, necesidades o deseos de uno mismo es demasiado para ellos. Algunas cuestiones les pertenecen a los padres, y es mejor tratarlas con un compañero o amigo, cuando el bebé no está cerca.

3. UN MONTÓN DE JUEGO Y TOQUE. Desde el momento en que nacen al tocarse el uno al otro, es una buena forma de utilizar la lectura o el masaje o el baile o los juegos. Luego, al empezar a destetar, el cambio de esa cercanía física especial del amamantamiento al compartir y darle cariño no le será como un golpe o una perdida.

4. MANTENGA UN DIARIO DE LA LACTANCIA. Al escribir sus pensamientos y sentimientos acerca de amamantar y destetar eso le será una gran manera de tratar con las preguntas y las emociones. Escriba sus propias historias divertidas, ideas, alegrías y penurias. Lo mejor que se sienta con sí misma, y lo más claro que sienta que ha llegado el momento de completar esta fase de la lactancia, lo más fácil le será el ajuste a su hijo.

Los niños son sin igual. Conozco a algunos niños que se destetaron por sí mismos, y otros que, si así los dejáramos, hubieran amamantado hasta que tuvieran ocho o nueve años. Por lo tanto, no hay un método que se pueda usar en cada caso. Pero una cosa sí es importante en todos los casos: su voluntad de estar allí para su hijo, en medio de todo esto.

Confío que este librito le sirva a usted y también a su pequeñito … y que también les haga sonreir

HOW TO EASILY & GENTLY STOP NURSING

The transition from nursing to weaning marks a special time in the development of a baby or child. It can either be a time full of stress, regret and confusion, or a joyous celebration of growth – a movement toward becoming a full and vibrant human being.

This book is for you and your child, to help you both communicate your deep love and respect for one another. I believe that it is never too early to talk to your baby with tenderness and dignity, and to explain that nursing together is a cherished and special time. Yet, when mother no longer chooses this mutual task, or for health or other reasons cannot continue, then it is better for parent and child to begin weaning. Here are a few suggestions to help make this an easy and gentle process.

1. PREPARE YOUR CHILD. Once you are seriously thinking about weaning, begin talking to your little one about it. Do this at the same time that you are actually nursing and caressing them. Speak of a day when you will still be close, when you will still hold and laugh and caress each other, but in a new way, without nursing. Let them know that there will be more ways for others – brothers, sisters, Dad, friends – to be included in your loving circle.

Even though your child may not be using language yet, he or she will understand the deeper meaning of what you are saying. Remember that you are speaking to your child's "being" – their soul or natural wisdom – whether or not they give you any clear response. As you speak to them about a coming change this allows their "being" to be better prepared. Your child will hear and know that you love them, and that you take this nursing-bond seriously, and will still be there for them without nursing.

I started speaking to my son a year before we stopped nursing. I told him that during this next period of time – until he was three – we would be close and enjoy our nursing times. I gently explained that when he turned three we would explore other ways to continue being close. I asked him what his favorite snack was, and gave it to him on that special day. Our transition was easy. He took a little nibble of the treat and was done. That was it!

2. NO NEED FOR WHY. I don't believe it is necessary to explain your "Why" to your child. To burden a child with your own limitations, wants, needs or desires is too much for them. Some issues belong to the parent, and are better discussed with a partner or friend when the baby is not close by.

3. LOTS OF PLAY AND TOUCH. From the time they are born it is great to use reading or massaging or dancing or playing touch-games with your child. Then, when you start to wean, the change of that special physical closeness of nursing will not feel like a shock or a break in sharing and caring.

3. KEEP A NURSING DIARY. Writing down your thoughts and feelings about nursing and weaning is a great way to deal with questions and emotions. Record your own funny stories, insights, joys and hardships. The better you feel about yourself, and the clearer you are that it is time to complete this nursing phase, the easier it will be for your child to adjust.

Children are unique. I know some children who weaned themselves, and others who would have nursed until they were eight or nine if we let them. So, no one method will apply to every case. But one thing is important in every case: your willingness to be there for your child, through it all.

I hope this little book will serve you and your little one … and also make you smile.

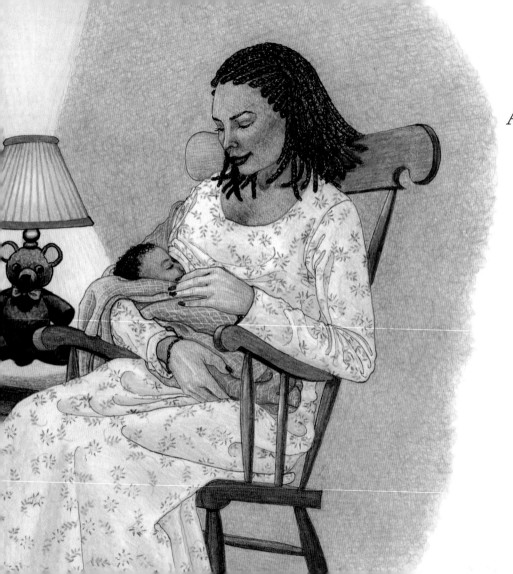

A los bebés les gusta amamantar, mucho En cualquier momento... en cualquier lugar...

Babies like to nurse, a lot — Anytime ... anywhere ...

A veces las Mamitas han de encontrar lugares inusuales que sean adecuados para amamantar.

Sometimes mommies have to find unusual places that are just right for nursing.

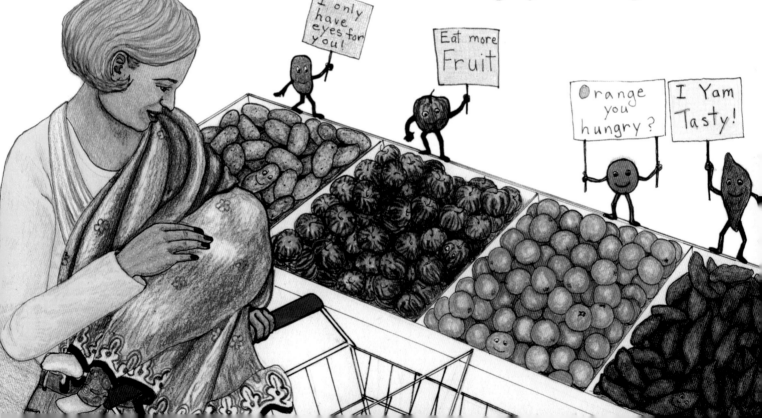

A veces las Mamitas
tienen que quitarse
sombreritos chistosos…

Sometimes mommies
have to take off silly
hats …

… o aretes colgantes de color rojo cuando los deditos empiezan. a divagar.

… or dangling red earrings when little fingers begin to wander.

A veces las Mamitas tienen que amamantar en posiciones inusuales.

Mommies may have to nurse in unusual positions.

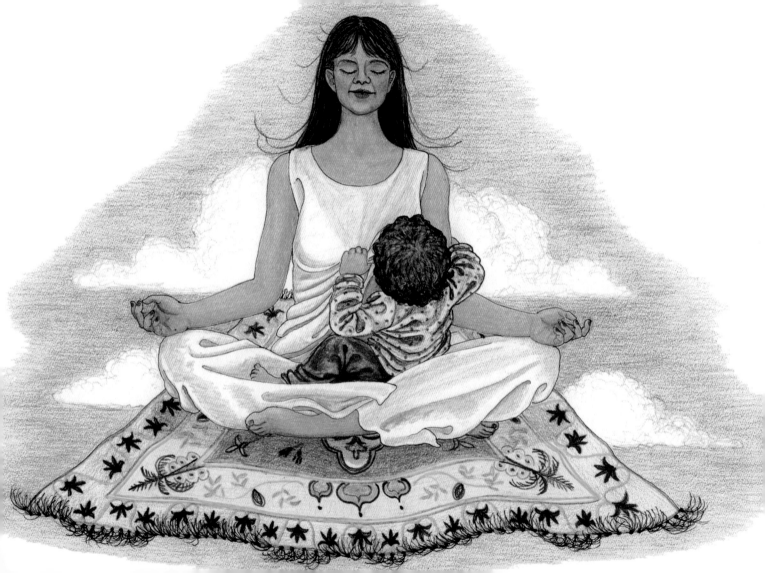

Los pequeñitos necesitan mucho alimento y cercanía además de ser amamantados.

Little ones need lots of nourishment and closeness besides nursing.

Alimento de Mamita,

Nourishment from Mommy,

… de **Papito**,

… *from Daddy,*

… de otras personas especiales.

… *from other special people.*

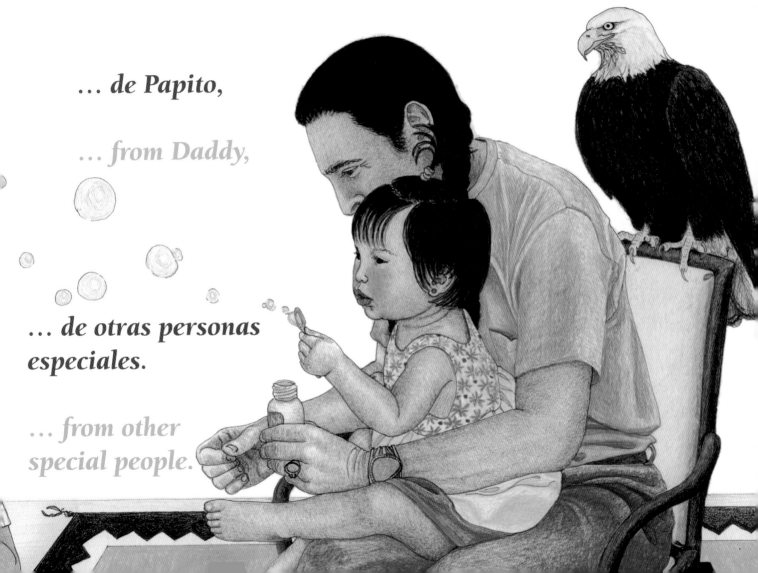

Algún día, tal vez Mamita o el pequeñito puedan estar dispuestos a destetar. Quizá que Mamita me pueda decir: "Hoy vamos a empezar a amamantar un poquito menos cuando tengas

_____.

(llene los espacios en blanco con la edad del pequeñito, e indique cuando piensa dejar de amamantarlo)

Vamos a dejar la lactancia y de otras maneras nos sentiremos juntitos …

Someday, Mommy or the little one may be ready to wean. Mommy may say, "Today we will start nursing a little bit less and, when you are

_____.

(fill in the blank with child's age, indicating time you will stop nursing)

"We will stop nursing and be close in other ways …

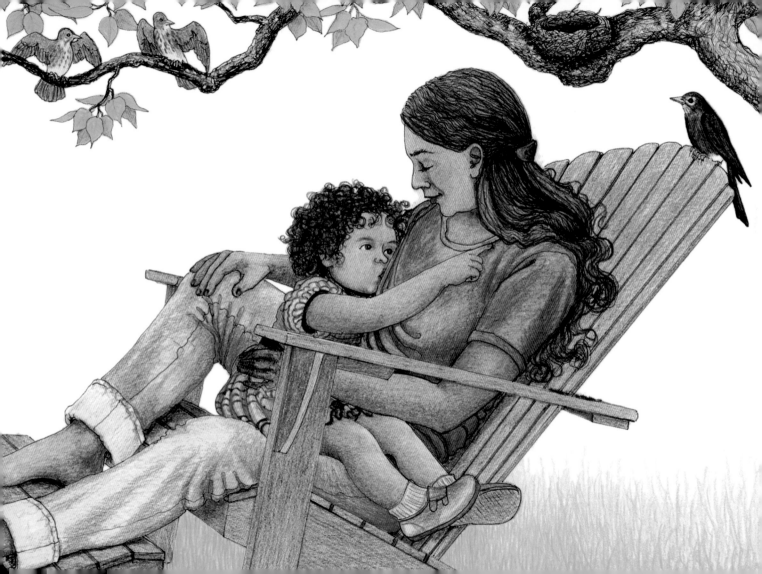

… como **abrazándonos y leyendo libros,**
o cantando canciones divertidas …

… like cuddling and reading books,
or, singing silly songs …

… o, viendo las nubes juntos.”

…, or, watching the clouds together.”

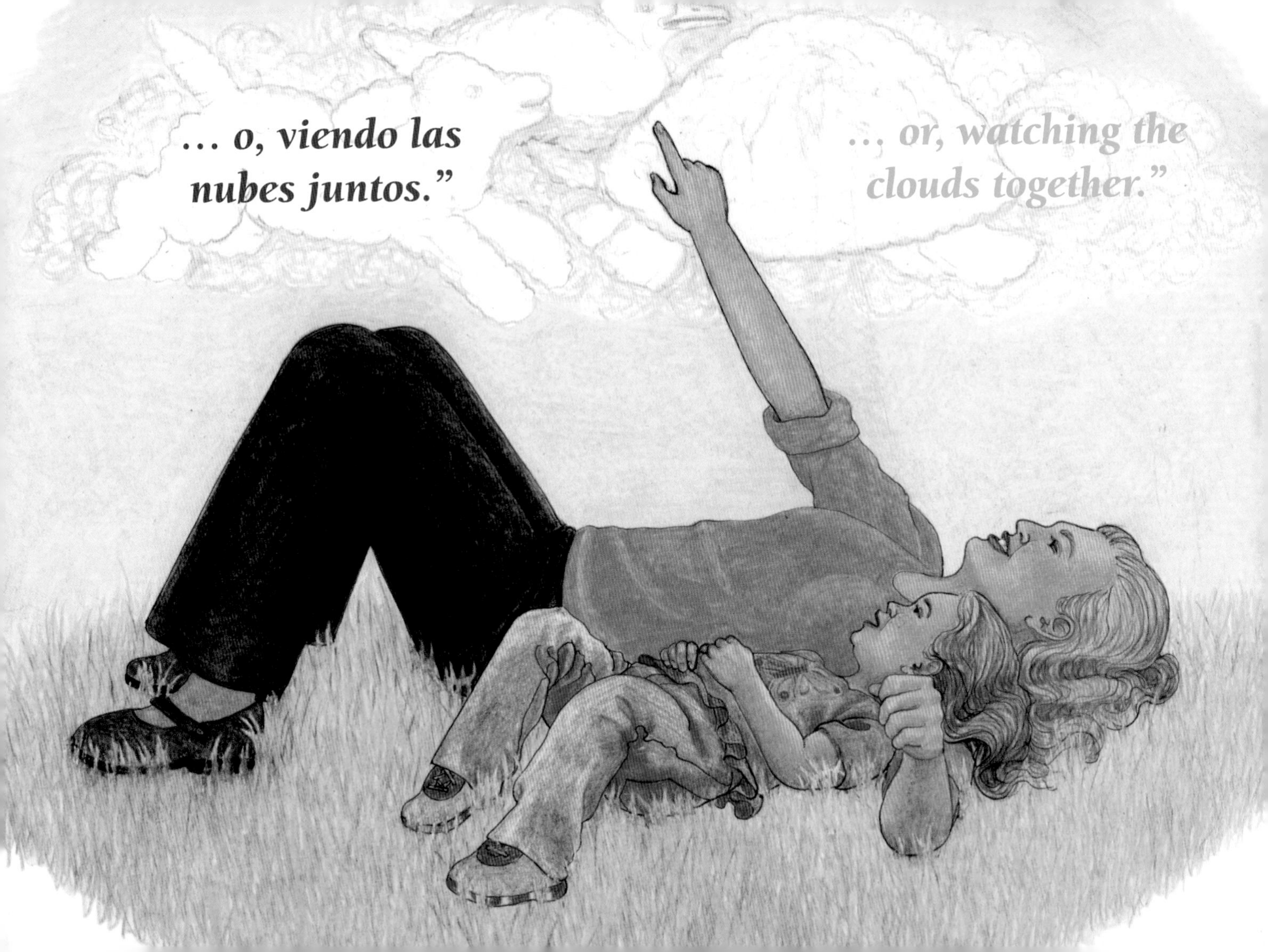

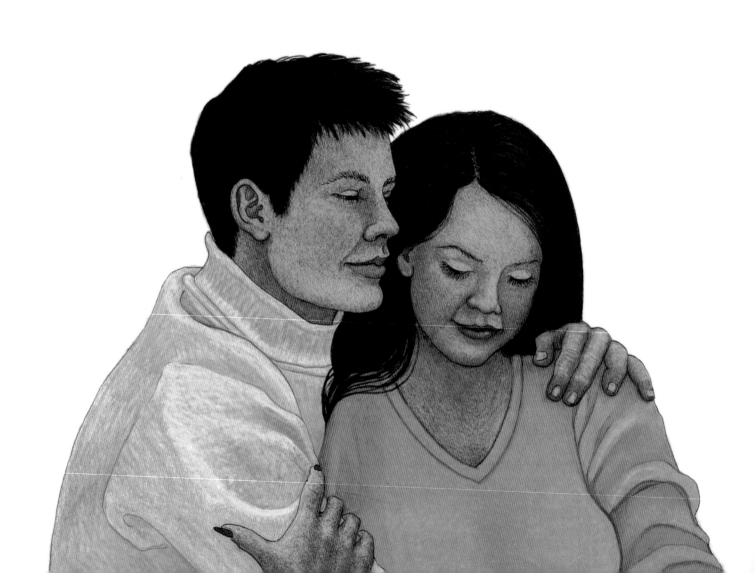

El destete significa que estamos empezando a parar nuestra lactancia materna.

Weaning means that we are beginning to stop our breastfeeding.

¿Cuánto tiempo toma esto dependerá tanto de Mamita …

How long this takes will depend on both Mommy …

… *y de su pequeñito.*

… and her little one.

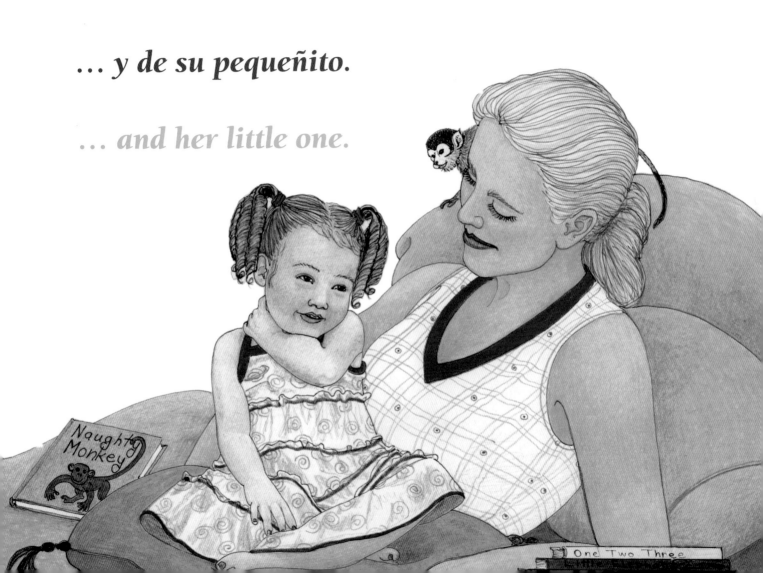

La leche de Mamita es sólo el primero de muchos de los sabores muy sabrosos

Mommy's milk is just the first of many winning tastes ...

... **como las fresas rojas jugosas flotando en tu cereal,**

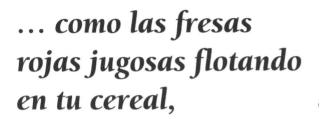

... like juicy red strawberries floating in your cereal,

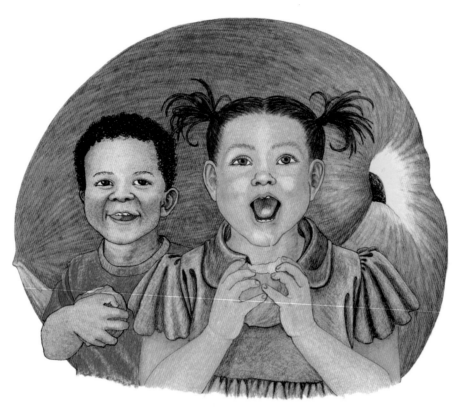

o los duraznos maduros, goteando por tu barbilla,

or, fresh ripe peaches dripping down your chin,

... o, las zanahorias crujientes con crema de nueces.

... or, crunchy carrots dipped in nut butter.

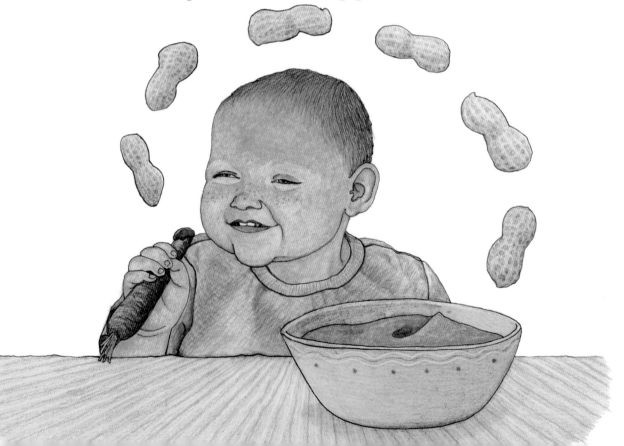

A medida que envejecemos, nuestros gustos cambian en muchas cosas.

As we grow older,
our tastes in many things change.

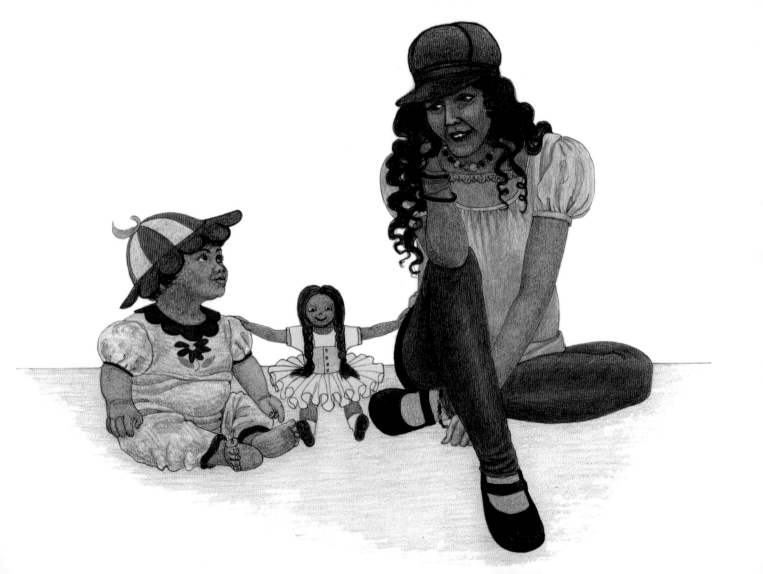

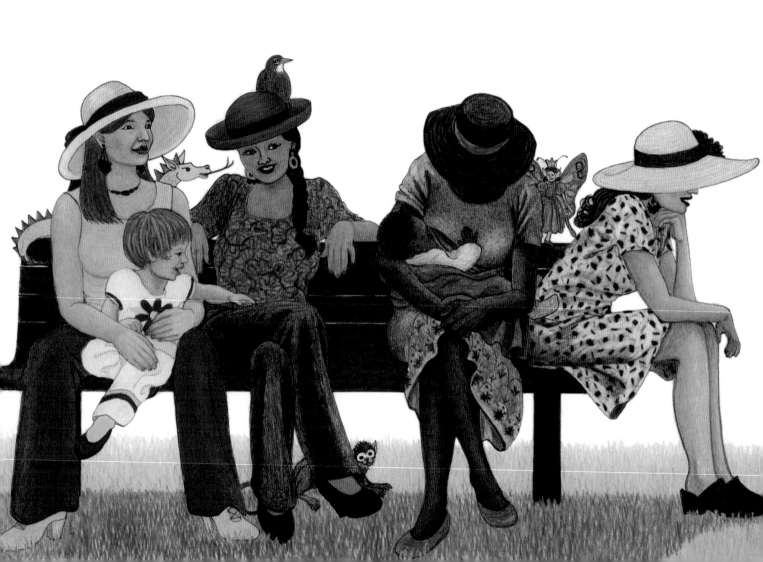

Algún día Mamita volverá a llevar otra vez sus sombreritos chistosos. Y sus aretes colgantes de color rojo

Mamá aún estará cerca, a pesar de que sus pequeñitos empiecen a explorar el mundo.

One day Mommy will wear her silly hats again ... and her dangling red earrings.

Mommy will still be close by as her little ones begin to explore the world.

"¡Eh, niños espérenme!"

"Hey kids, wait for me!"

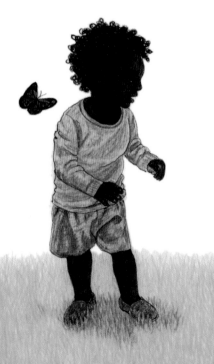

Other Titles of Interest from Kalindi Press/Hohm Press in the FAMILY HEALTH SERIES

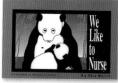

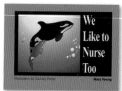

We Like To Nurse / Nos Gusta Amamantar
by Chia Martin
Illustrations by Shukyo Rainey

English ISBN: 978-934252-45-4,
Bi-Lingual ISBN: 978-1-890772-94-9,
paper, 32 pages, $9.95

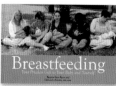

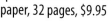

Breastfeeding / Amamantar
by Regina Sara Ryan
and Deborah Auletta, IBCLC

English ISBN: 978-1-890772-48-2,
Spanish ISBN: 978-1-890772-57-4,
paper, 32 pages, $9.95

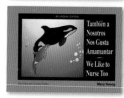

We Like to Nurse Too / También A Nosotros Nos Gusta Amamantar
by Mary Young

English ISBN: 978-1-890772-98-7,
Bi-Lingual ISBN: 978-1-890772-99-4,
Paper; 32 pages; $9.95

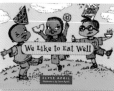

We Like to Eat Well / Nos Gusta Comer Bien
by Elyse April
Illustrations by Lewis Agrell

English ISBN: 978-1-890772-69-7,
Bi-Lingual ISBN: 978-1-935826-01-9,
Paper; 32 pages; $9.95

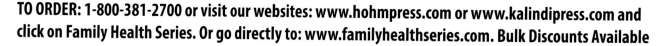

TO ORDER: 1-800-381-2700 or visit our websites: www.hohmpress.com or www.kalindipress.com and click on Family Health Series. Or go directly to: www.familyhealthseries.com. Bulk Discounts Available